用嘴巴呼吸會怎樣？

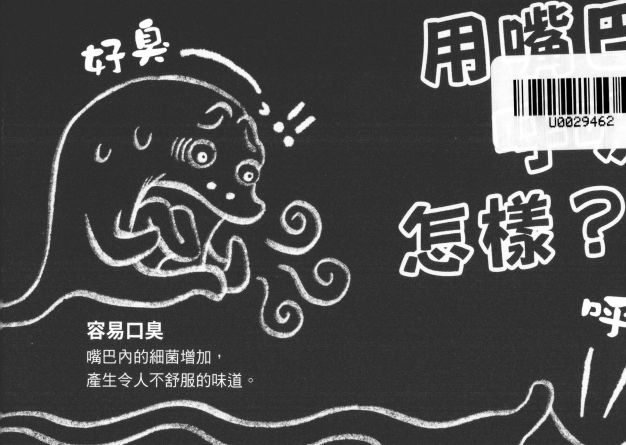

好臭

容易口臭
嘴巴內的細菌增加，
產生令人不舒服的味道。

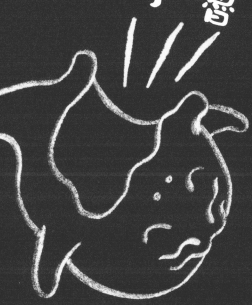

呼嚕

容易打呼
舌頭無力，
氣管會變得狹窄。

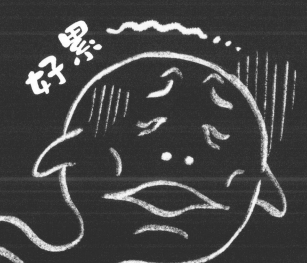

好累

容易疲倦
體內的氧氣量會變少。

鼻呼吸健康操

改善睡眠問題、免疫力、齒列發育和上顎突出

作者/今井一彰　繪者/大野耕平　翻譯/卓文怡

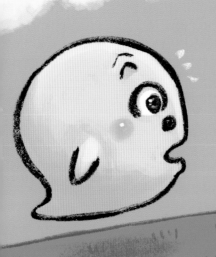
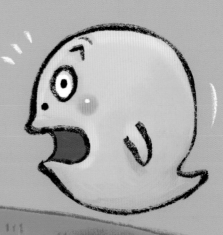

在某個風和日麗的日子，
有兩個妖怪相遇了。

他們是用鼻子呼吸的大鼻，
和用嘴巴呼吸的闊嘴。

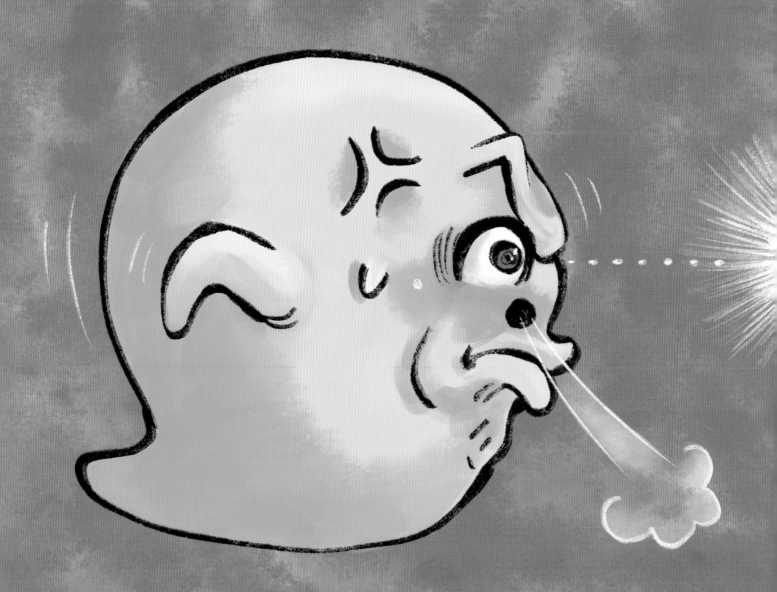

大鼻

他們兩個是不打不相識的好朋友，
不論何時何地都要比個高低才罷休。

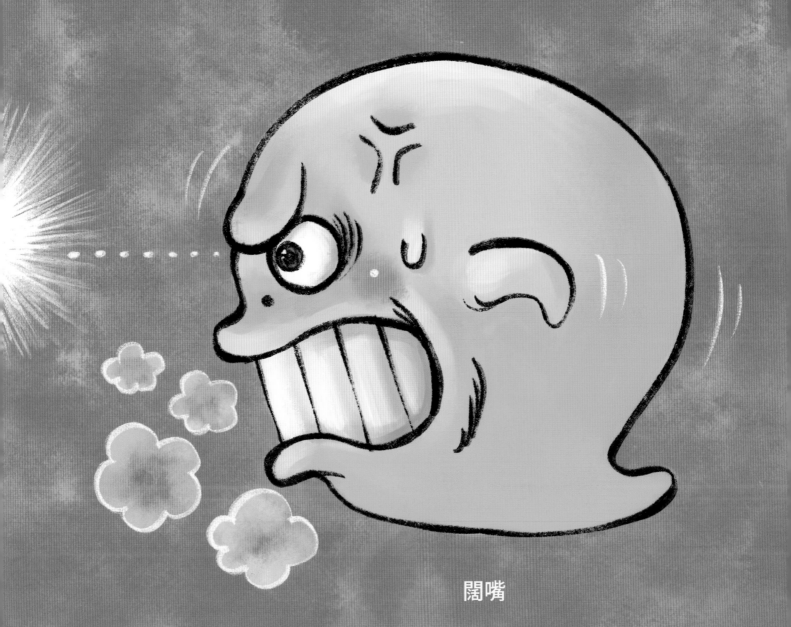

闊嘴

闊嘴的拿手好戲是嘴巴可以張得超———級大！
「無論什麼食物，我都能大口吞下，
不管什麼飲料，我都可以一口喝光，
不服氣嗎？ 歡迎向我挑戰哦！ 」

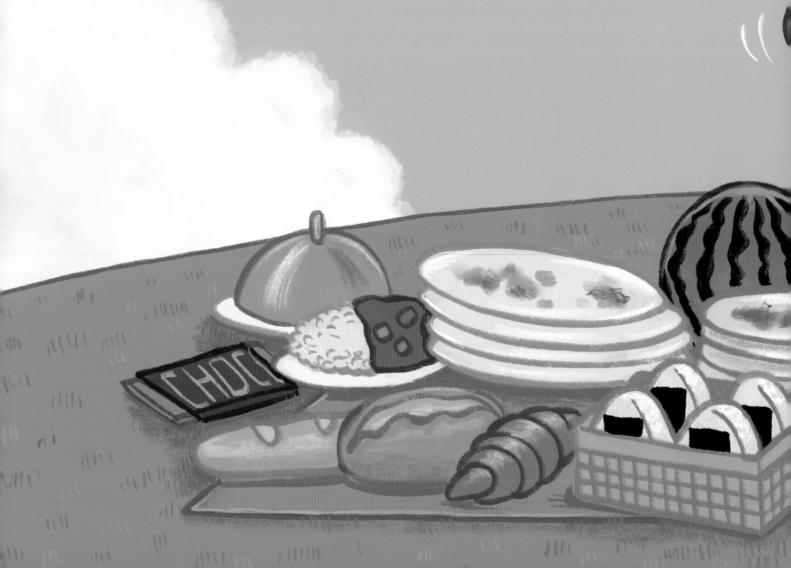

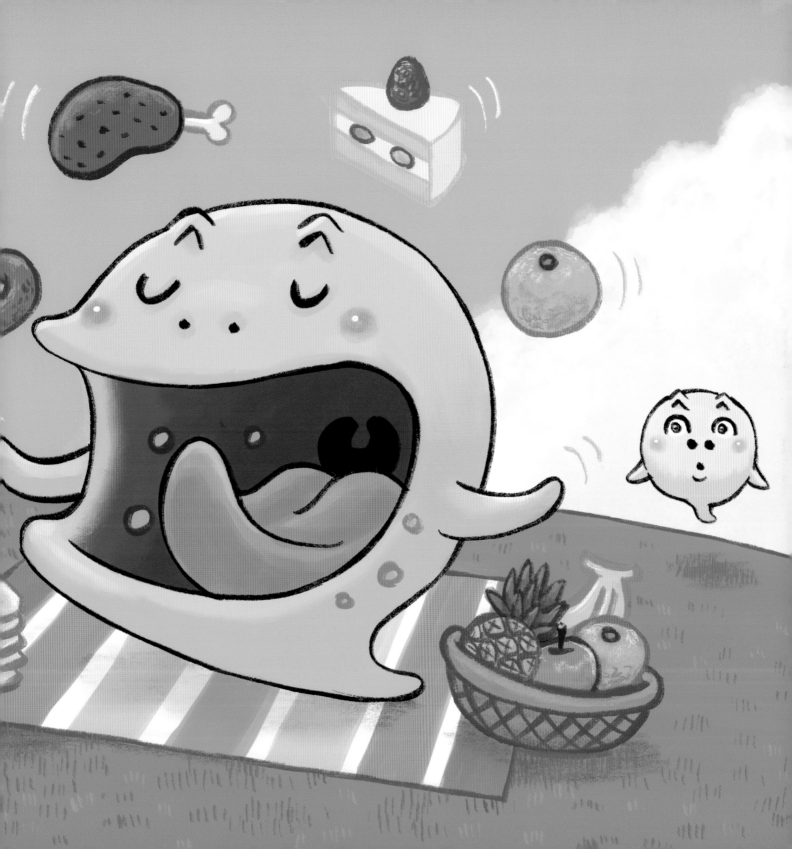

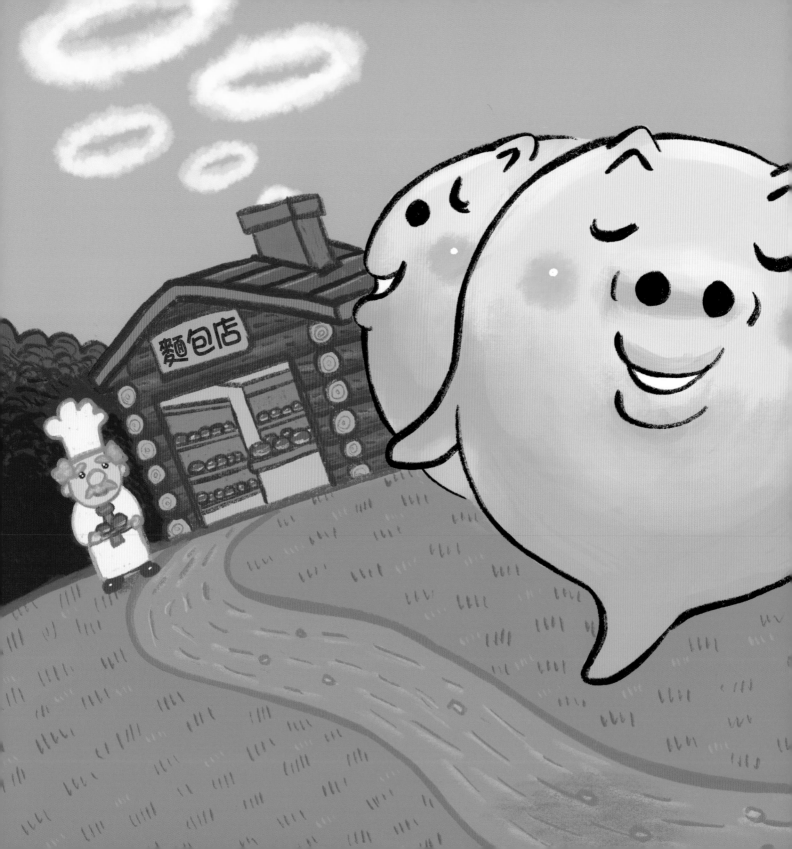

大鼻的看家本領，則是鼻子可以聞出任何味道！
「我的鼻子最敏銳，吸———從那邊到這裡的味道，
我通通都聞得到！麵包香、蘋果甜、
花朵綻放的芬芳，我都能分辨！」

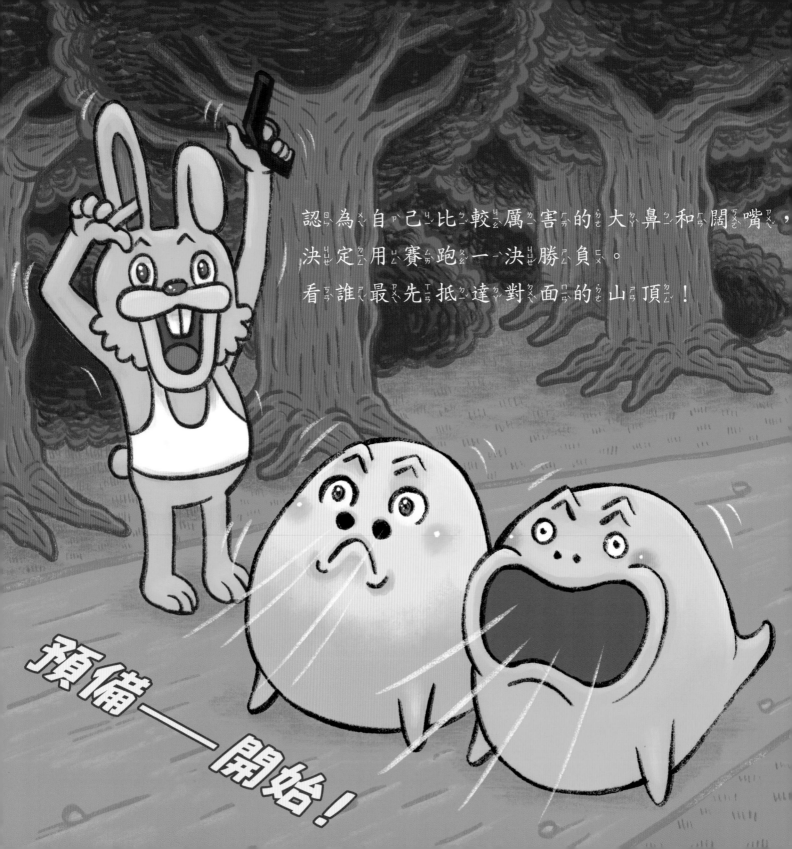

認為自己比較屬害的大鼻和闊嘴，
決定用賽跑一決勝負。
看誰最先抵達對面的山頂！

預備──開始！

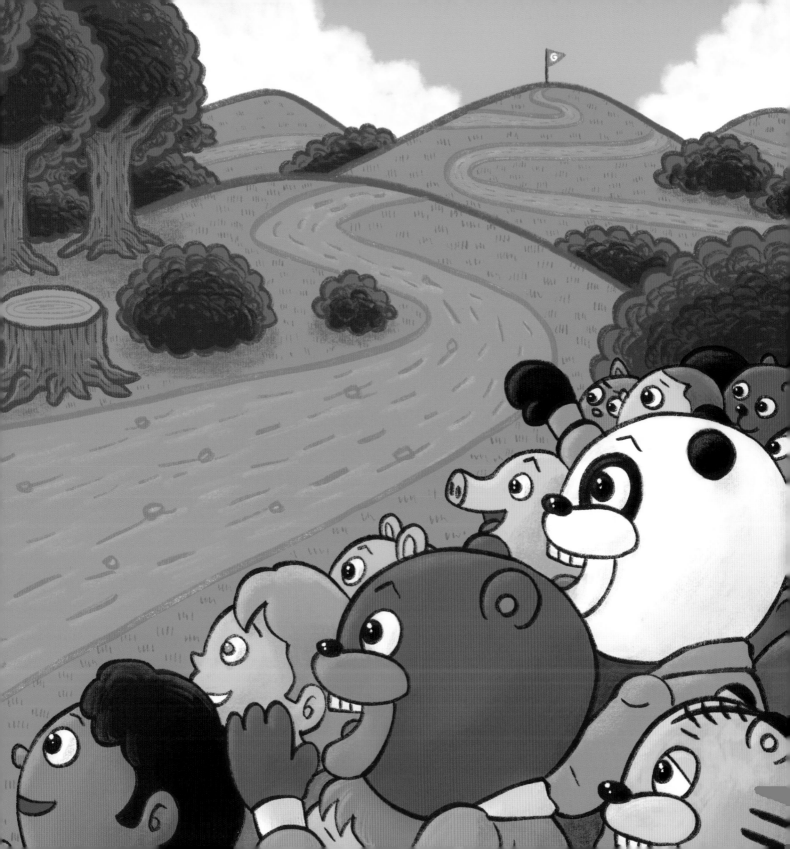

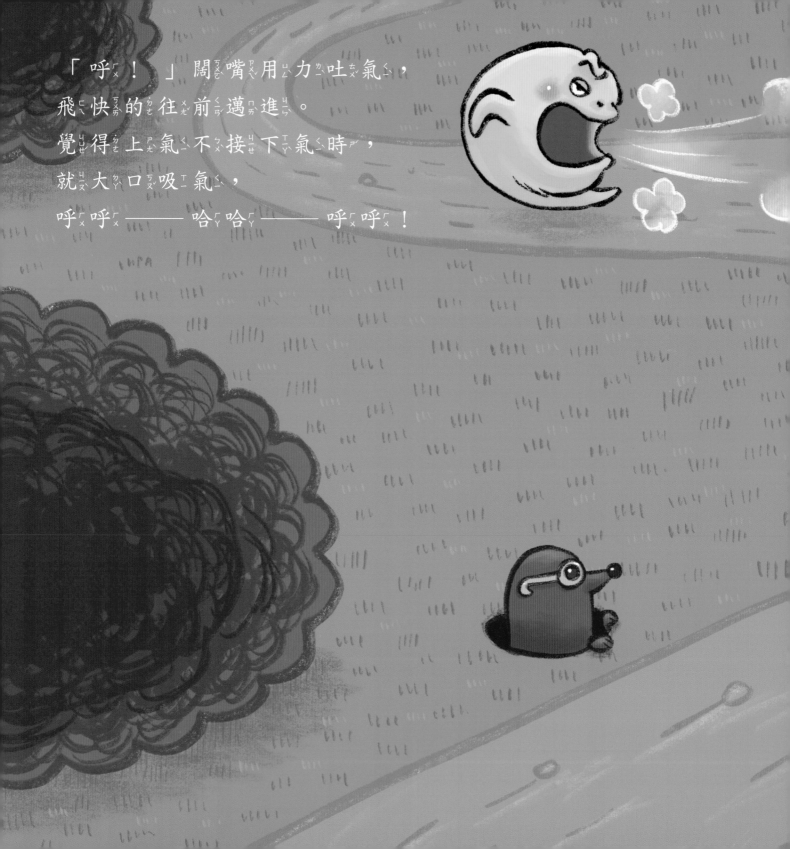

「呼ㄏㄨ！」闊ㄎㄨㄛ嘴ㄗㄨㄟ用ㄩㄥ力ㄌㄧ吐ㄊㄨ氣ㄑㄧ，
飛ㄈㄟ快ㄎㄨㄞ的往ㄨㄤ前ㄑㄧㄢ邁ㄇㄞ進ㄐㄧㄣ。
覺ㄐㄩㄝ得ㄉㄜ上ㄕㄤ氣ㄑㄧ不ㄅㄨ接ㄐㄧㄝ下ㄒㄧㄚ氣ㄑㄧ時ㄕ，
就ㄐㄧㄡ大ㄉㄚ口ㄎㄡ吸ㄒㄧ氣ㄑㄧ，
呼ㄏㄨ呼ㄏㄨ——— 哈ㄏㄚ哈ㄏㄚ——— 呼ㄏㄨ呼ㄏㄨ！

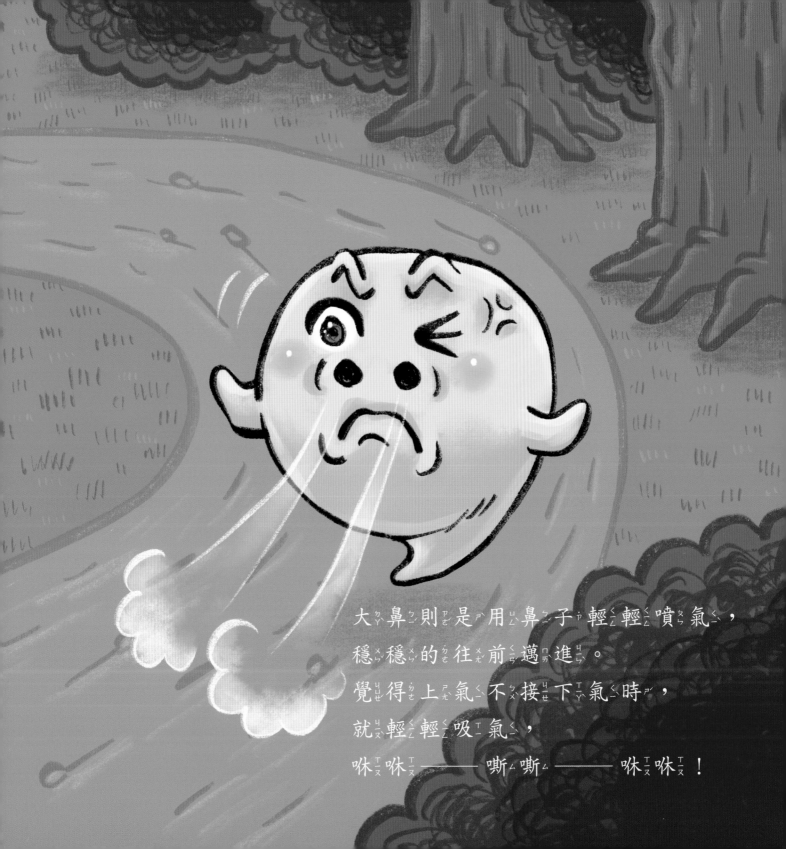

大鼻則是用鼻子輕輕噴氣，
穩穩的往前邁進。
覺得上氣不接下氣時，
就輕輕吸氣，
咻咻——嘶嘶——咻咻！

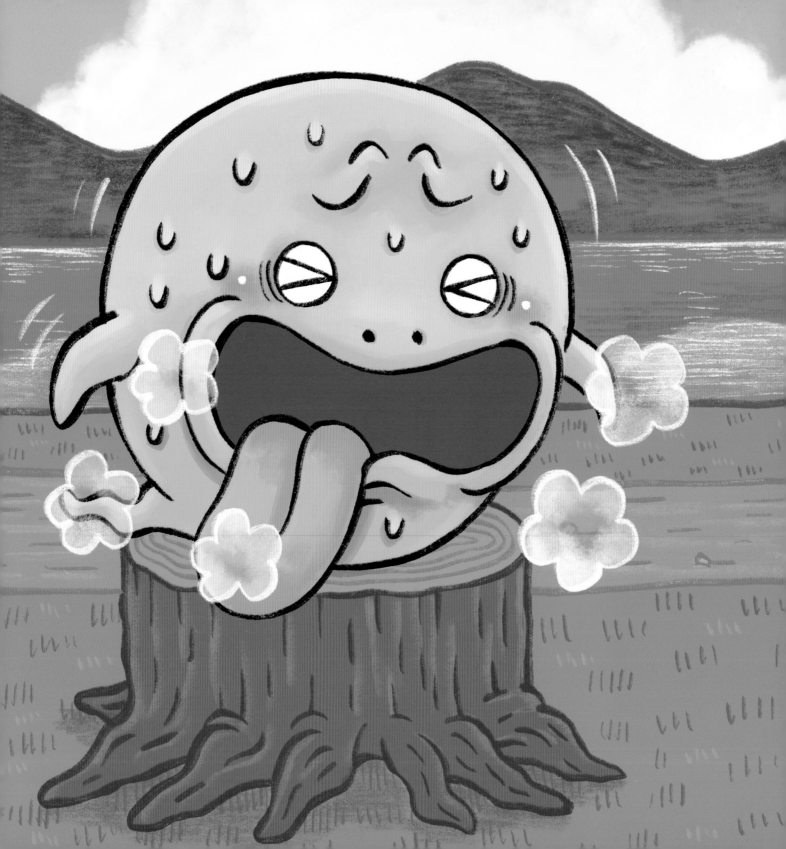

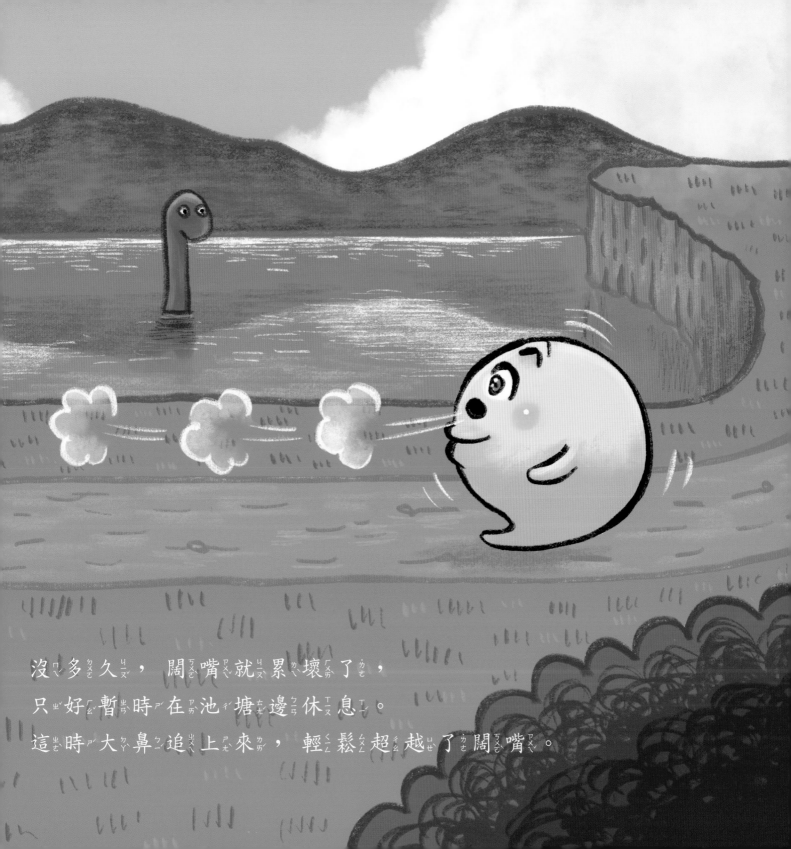

沒多久，闊嘴就累壞了，
只好暫時在池塘邊休息。
這時大鼻追上來，輕鬆超越了闊嘴。

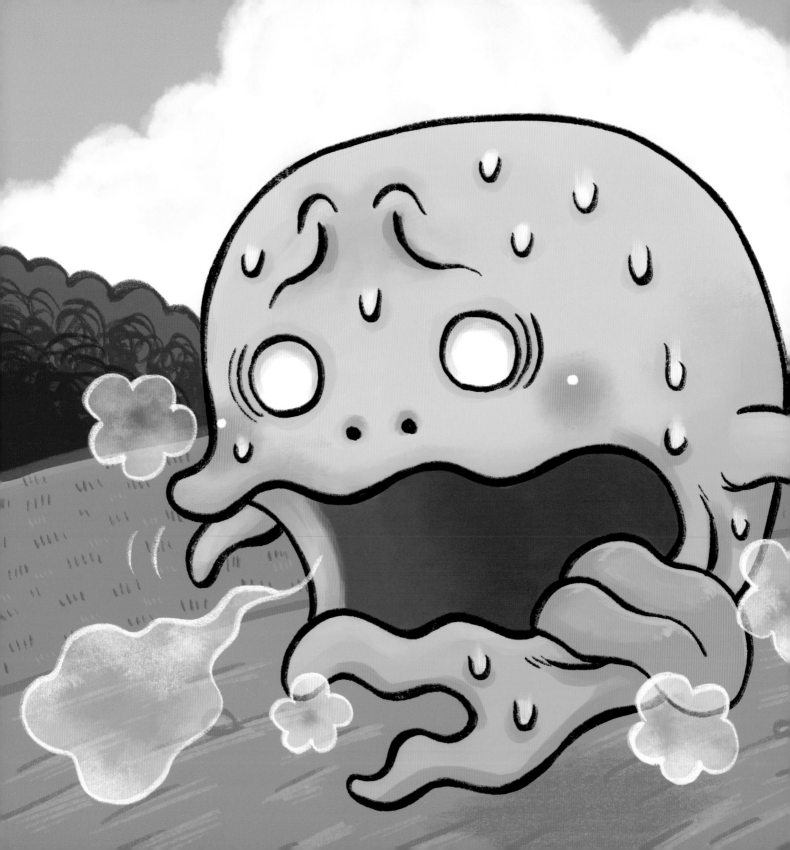

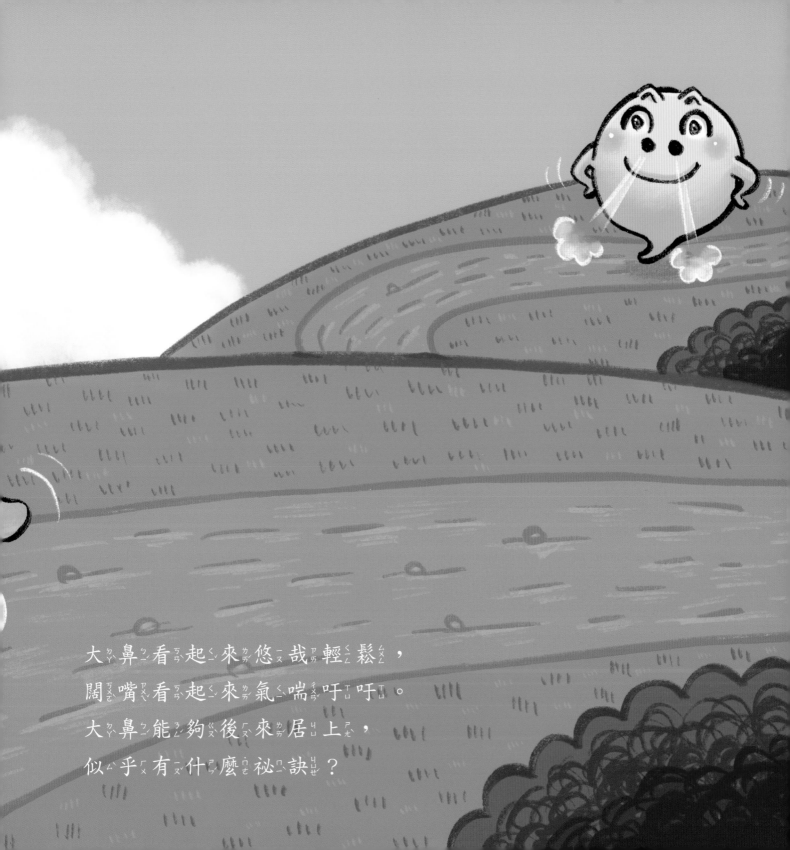

大(ㄉㄚˋ)鼻(ㄅㄧˊ)看(ㄎㄢˋ)起(ㄑㄧˇ)來(ㄌㄞˊ)悠(ㄧㄡ)哉(ㄗㄞ)輕(ㄑㄧㄥ)鬆(ㄙㄨㄥ)，
闊(ㄎㄨㄛˋ)嘴(ㄗㄨㄟˇ)看(ㄎㄢˋ)起(ㄑㄧˇ)來(ㄌㄞˊ)氣(ㄑㄧˋ)喘(ㄔㄨㄢˇ)吁(ㄒㄩ)吁(ㄒㄩ)。
大(ㄉㄚˋ)鼻(ㄅㄧˊ)能(ㄋㄥˊ)夠(ㄍㄡˋ)後(ㄏㄡˋ)來(ㄌㄞˊ)居(ㄐㄩ)上(ㄕㄤˋ)，
似(ㄙˋ)乎(ㄏㄨ)有(ㄧㄡˇ)什(ㄕㄣˊ)麼(ㄇㄜ˙)祕(ㄇㄧˋ)訣(ㄐㄩㄝˊ)？

有著大嘴巴的闊嘴，
從嘴巴大口吸入空氣。
但是空氣中的灰塵和細菌，
也跟著進入身體。

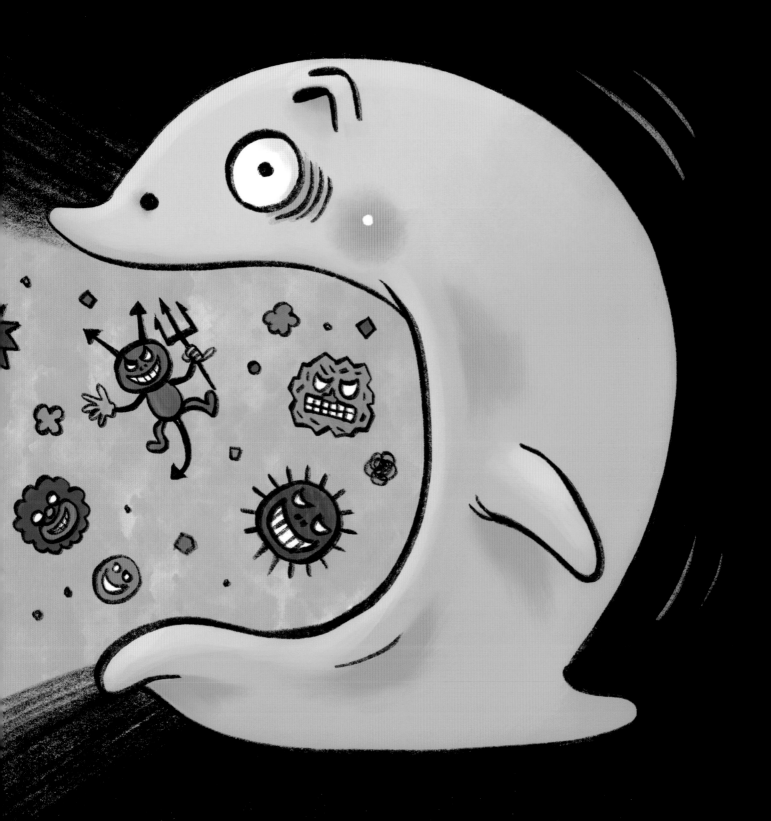

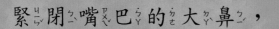
緊閉嘴巴的大鼻，
從鼻子穩穩吸入空氣。
因為鼻毛能防止灰塵和細菌入侵，
乾淨的空氣就是勝利的祕訣！

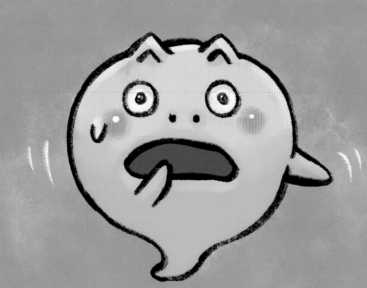
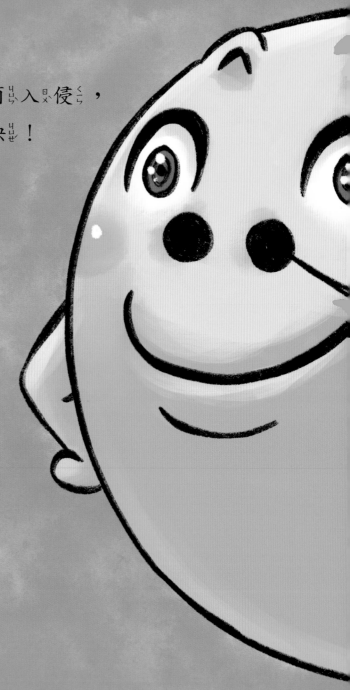

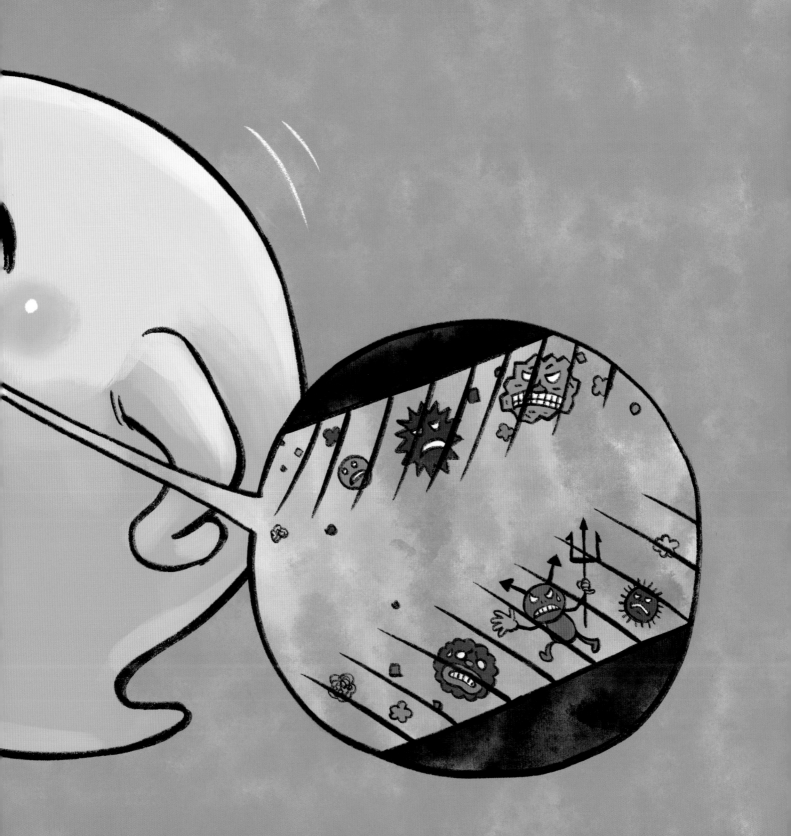

雖然闊嘴不太服氣，還是向大鼻請教。
「我總是忍不住把嘴巴張得開開的，
該怎麼讓它閉起來呢？」

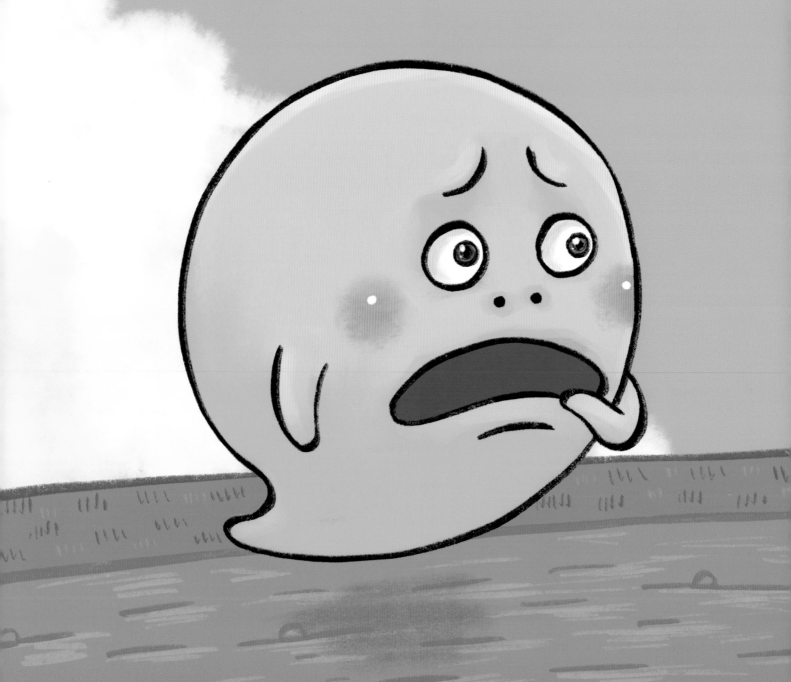

「不用擔心，我來教你。
用我每天都在練習的方式吧！」

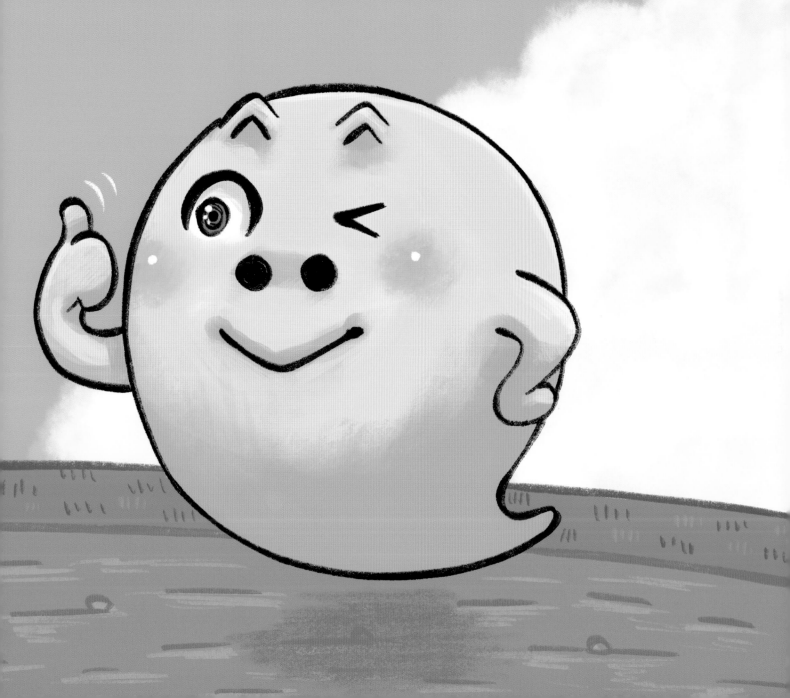

「準備好了嗎？ 開始！
啊咿嗚唄鼻呼吸健康操， 大家一起做做看！ 」

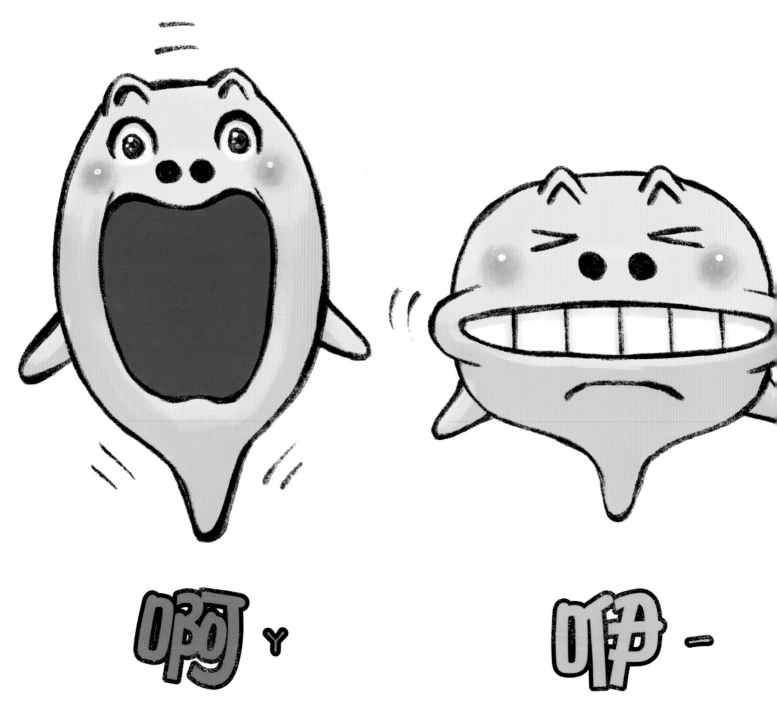

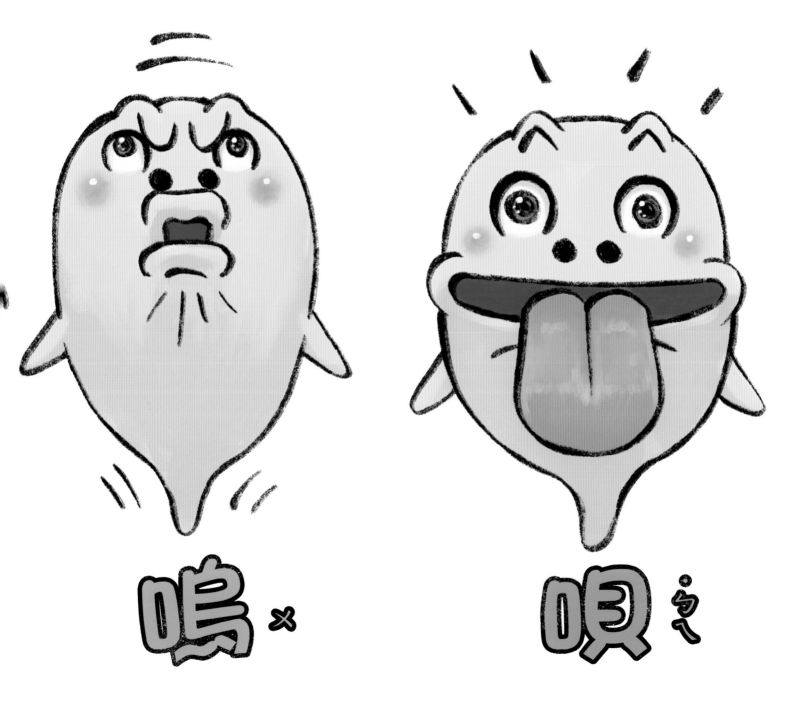

「好ㄏㄠ，接ㄐㄧㄝ下ㄒㄧㄚ來ㄌㄞ換ㄏㄨㄢ我ㄨㄛ上ㄕㄤ場ㄔㄤ嘍ㄌㄡ！」

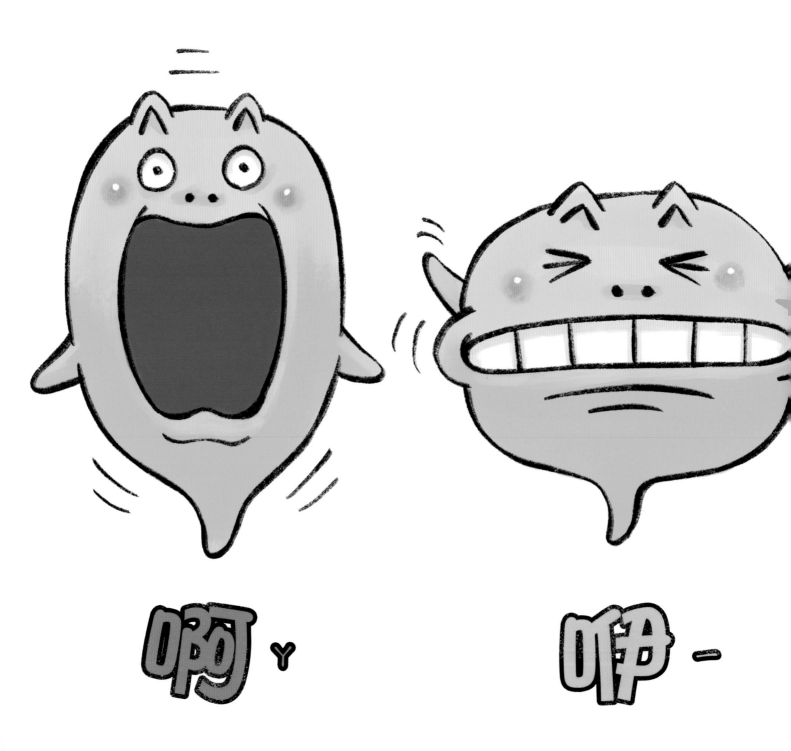

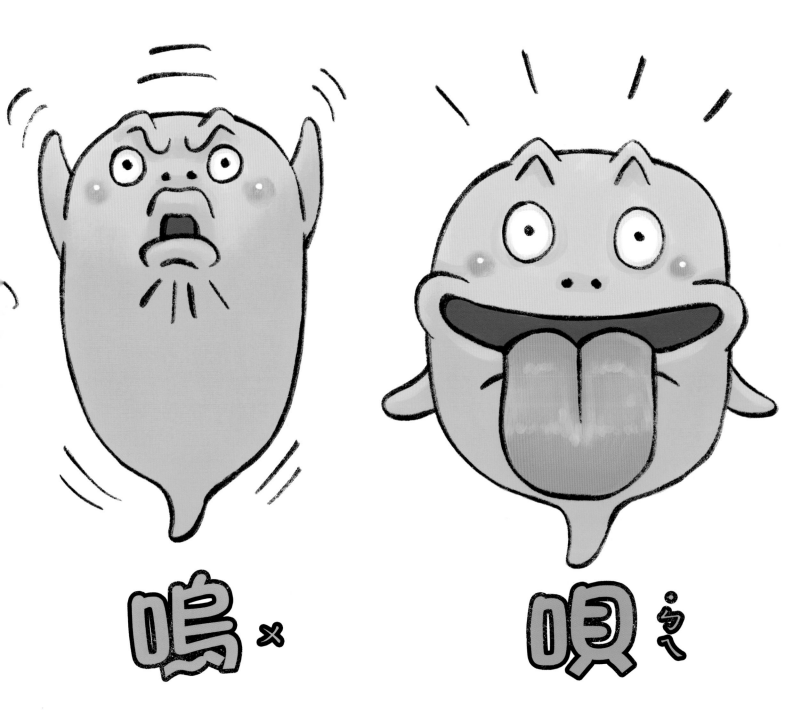

「記得要張大嘴巴，把動作放慢一點。」

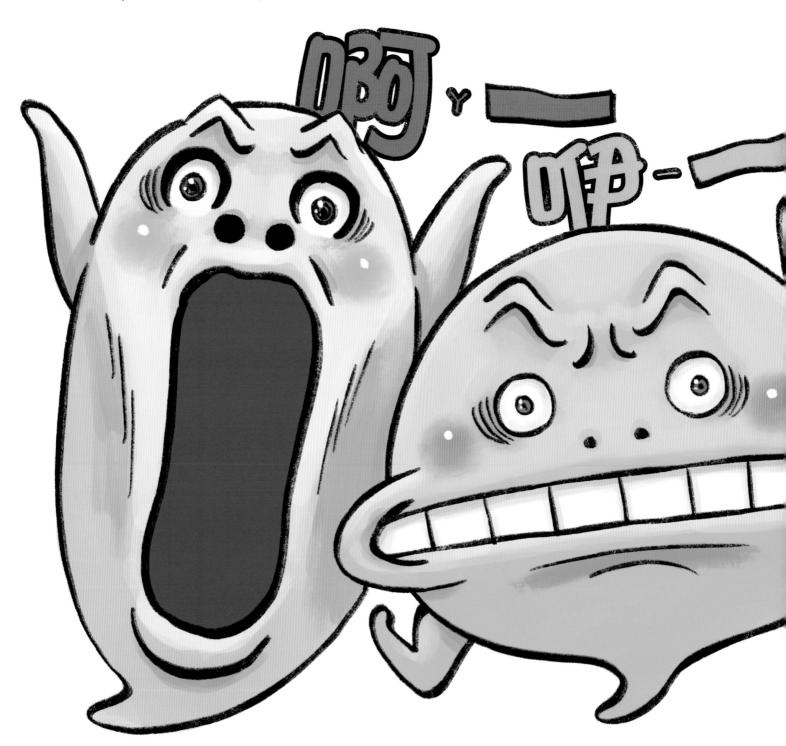

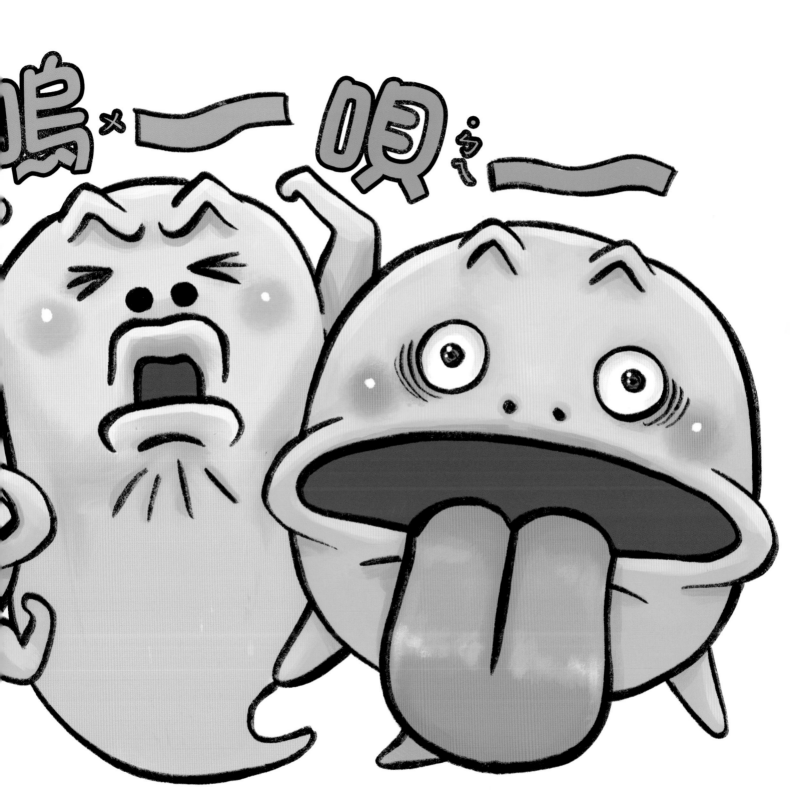

闊嘴恢復了健康和活力，
他們手牽手一起抵達終點。
比賽既順利又開心的結束了。

夕陽緩緩落下， 差不多該回家嘍！

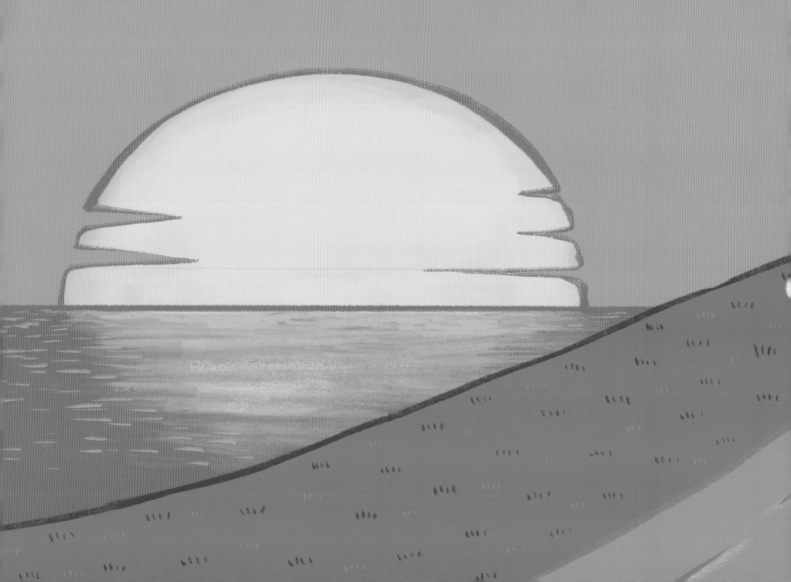

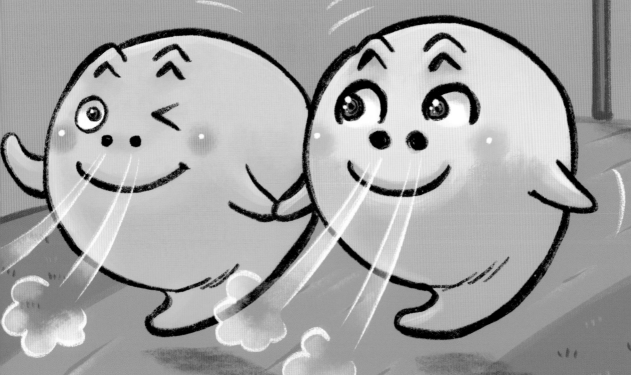

回家的路上，他們都用鼻子呼吸，
穩穩的、慢慢的往前邁進。

咻咻——嘶嘶——咻咻。
咻咻——嘶嘶——咻咻。

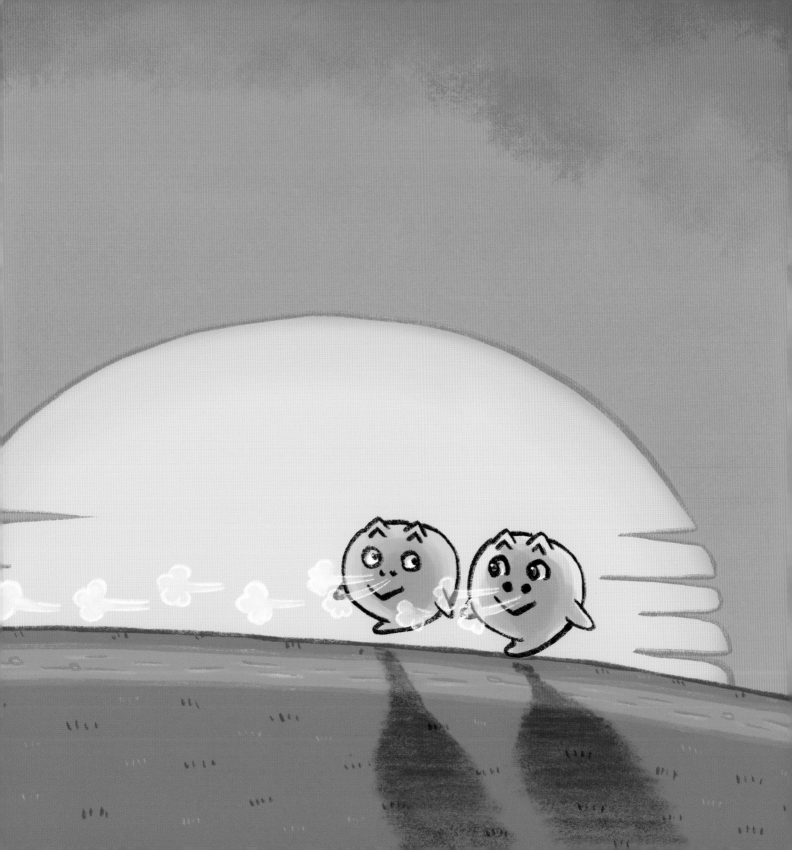

從此以後，　為了保持健康，
闊嘴每天都努力練習，
持續做著啊咿嗚唄
鼻呼吸健康操唷！

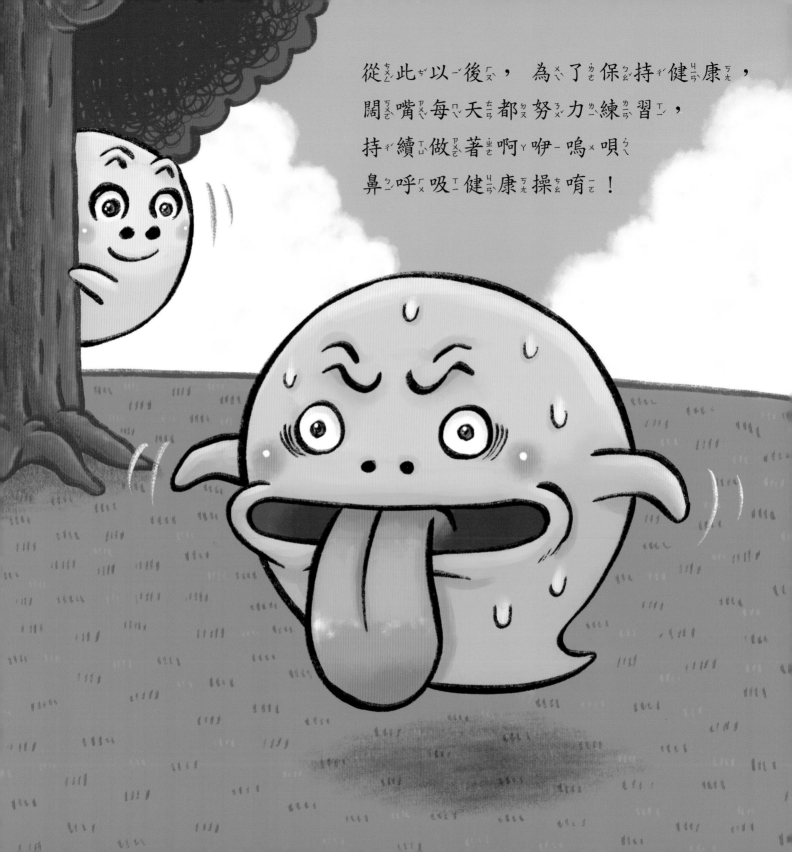

練習「啊咿嗚唄 鼻呼吸健康操」，讓你常保身體健康！

 你是否常會張著嘴巴呢？這樣生病的細菌和病毒，很容易因此跑進身體裡哦！

啊　咿　嗚　唄

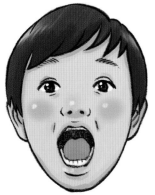 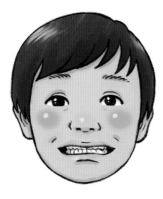 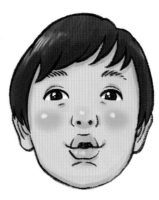 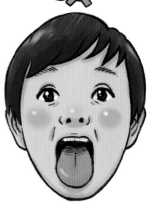

「啊」，盡量張大嘴巴！

「咿」，擠出脖子上的筋！

「嗚」，努力嘟起嘴脣。

「唄」，用力將舌頭往前伸。

啊一　咿一　嗚一　唄一

大家一起快樂練習吧！啊咿嗚唄

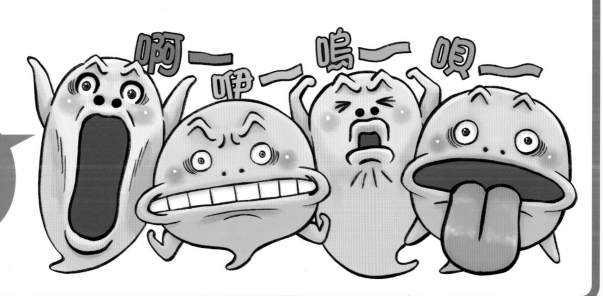

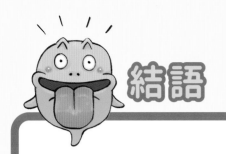

結語

　　這本繪本的主題，是每個人從出生就必須進行一輩子的「呼吸」。孩子在生活中必須學習走路、學習吃飯，同樣的也必須學習以鼻子呼吸。鼻子的任務是調整周圍的空氣，例如加溫、加溼、過濾，減少對肺部和支氣管所造成的負擔，這些都是用嘴巴呼吸無法辦到的。

　　不自覺張嘴、睡覺打呼和有口臭等，都是孩子以嘴巴呼吸的警訊。有報告指出習慣張著嘴巴、以嘴巴呼吸的孩子較不擅長學習數學和語言，會打呼的孩子則容易罹患中耳炎和鼻竇炎，而且和以鼻子呼吸的孩子相比，他們的運動機能與肺部機能較為衰弱。此外，以嘴巴呼吸更是罹患慢性鼻炎、氣喘和異位性皮膚炎等過敏性疾病的原因之一。

　　本書所介紹的「啊咿嗚唄鼻呼吸健康操」，是能夠讓孩子輕鬆學習從嘴呼吸轉換成鼻呼吸的舌頭體操。最近我持續收到許多成果報告，例如學校已經沒有像過去因流感而暫時停課、孩子請病假或到醫院看診的情況也減少了。要改為鼻呼吸方式，舌頭和唇部的肌肉力量，以及闔上嘴巴的力量都是不可或缺的。透過「啊咿嗚唄鼻呼吸健康操」，以大而緩慢的動作來運動嘴巴和舌頭，三個月左右就能改變舌頭位置，讓嘴巴緊閉，輕鬆轉換成以鼻子呼吸。

—— 今井一彰（未來診所所長、NPO法人日本病巢疾患研究會副理事長）

臺灣醫師的話

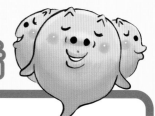

　　你注意過嗎？自己是用鼻子還是嘴巴呼吸呢？若是回答「大概是嘴巴」或「有時用鼻子呼吸，有時用嘴巴呼吸」的人，身體可能出現了一些問題而不自知哦！因為你正在用錯誤的方法使用身體啊！

　　如果長期習慣用嘴巴呼吸，舌頭的休息位置會往後往下，吞嚥時較容易噎到嗆到，嚴重的還會影響齒列發育或是造成上顎突出變暴牙，連帶與上牙床相同骨塊的鼻道也因而容易鼻塞過敏。由於缺少舌頭刺激上牙床與鼻骨，習慣用嘴巴呼吸的孩子，鼻子也會比較塌，甚至眼下靜脈回流不好產生黑眼圈，加上嘴脣失去張力，讓用嘴巴呼吸的孩子看起來總是精神不濟。

　　反之，用鼻子呼吸則可以溫暖、溼潤、過濾與殺菌進入肺部的空氣，促進讓血管擴張與免疫強化的一氧化氮分泌，一併改善睡眠問題、齒列發育、上顎突出，以及蛀牙和牙周病等問題。

　　建議家長先帶著孩子一起閱讀這本由日本鼻呼吸法權威——今井一彰醫師監製的繪本，透過有趣的故事引導孩子用正確的方式呼吸。每天花一點時間練習書中提到的「啊咿嗚唄鼻呼吸健康操」，並且利用書末所附的紀錄表，持續督促與記錄孩子的改變，不但可以改善用嘴巴呼吸的習慣，還能幫助孩子獲得姣好臉型與理想呼吸道，對孩子的身心健康有很大的幫助。

—— 趙哲暘（氧樂多牙醫診所院長、臺灣整合口腔矯正醫學會理事長）

一天三十次，堅持三個月，就能讓舌頭回到正確的位置，以鼻子呼吸！

還能有效預防感冒、蛀牙和口臭等問題，改善容易疲憊的體質。

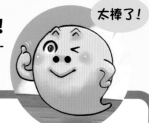

太棒了！

跟著大鼻和闊嘴，
每天認真練習「啊咿嗚唄鼻呼吸健康操」吧！

_____月（完成每天的任務請在紀錄框內打「✓」）

日期											
紀錄											
日期											
紀錄											

_____月（完成每天的任務請在紀錄框內打「✓」）

日期											
紀錄											
日期											
紀錄											

_____月（完成每天的任務請在紀錄框內打「✓」）

日期											
紀錄											
日期											
紀錄											

作者／**今井一彰**

　　畢業於日本山口大學醫學院。歷經山口大學急救醫學講座局，福岡德洲會醫院麻醉科、飯塚醫院中醫診療科醫長、山口大學綜合診療部助手等，在2006年開設了「未來（MIRAI）診所」。是日本東洋醫學會認定的專業中醫師，NPO法人日本病巢疾患研究會副理事長。

　　在臺灣翻譯出版的著作有《呼吸力體操：提升免疫力的健口操》（世茂）、《動動腳趾頭：1分鐘拉腳趾健康法》（新自然主義）、《正確呼吸讓你不生病》（商周）、《找回有力腰、強健腳的3分鐘足趾操》（三采）等。

繪者／**大野耕平**

　　畢業於日本東京藝術大學設計科。平日除了製作電視廣告，也是知名插畫家和繪本作家。在臺灣翻譯出版的繪本作品有《你不吃，我幫你吃！我會乖乖吃飯，不挑食了！》（童夢館）。

翻譯／**卓文怡**

　　曾在日本大阪攻讀日中口筆譯。擅長實用書籍、推理小說等各領域之翻譯。翻譯作品有《日本腦科學權威久保田競專為幼兒設計有效鍛鍊大腦貼紙遊戲》、「【不插電】小學生基礎程式邏輯訓練繪本」（全套4冊）、《超好玩！到處都是數字的繪本》、《超好玩！各式各樣形狀的繪本》、《食物工廠大探險：走吧！來趟食物的變身之旅》、《出發吧！人體探險隊》、《日常生活中的無印良品親子收納術》（以上皆由小熊出版）。

精選圖畫書
鼻呼吸健康操：改善孩子睡眠問題、免疫力、齒列發育和上顎突出
作者：今井一彰｜繪者：大野耕平｜翻譯：卓文怡｜審訂：趙哲暘（氧樂多牙醫診所院長、臺灣整合口腔矯正醫學會理事長）

總編輯：鄭如瑤｜主編：詹嬿馨｜美術編輯：莊芯媚｜行銷副理：塗幸儀
社長：郭重興｜發行人兼出版總監：曾大福｜業務平臺總經理：李雪麗｜業務平臺副總經理：李復民
網路業務協理：張鑫峰｜特販業務協理：陳綺瑩｜實體業務經理：林詩富｜印務經理：黃禮賢｜印務主任：李孟儒
出版與發行：小熊出版・遠足文化事業股份有限公司｜地址：231 新北市新店區民權路 108-2 號 9 樓
電話：02-22181417｜傳真：02-86671851｜劃撥帳號：19504465｜戶名：遠足文化事業股份有限公司
E-mail：littlebear@bookrep.com.tw｜Facebook：小熊出版｜讀書共和國出版集團網路書店：http://www.bookrep.com.tw
客服專線：0800-221029｜客服信箱：service@bookrep.com.tw｜團體訂購請洽業務部：02-22181417 分機 1132、1520
法律顧問：華洋法律事務所／蘇文生律師｜印製：凱林彩印股份有限公司
初版一刷：2020 年 10 月｜定價：320 元｜ISBN：978-986-5503-45-1

小熊出版官方網頁　　小熊出版讀者回函

若是用鼻子呼吸呢？

哈哈

口氣清新
嘴巴內不會產生細菌，
就能保持好口氣。

呼呼

輕鬆起床
打呼是身體發出的危險訊號，
只要睡眠品質好，
起床時就不會感到疲憊。

精力充沛

盡情玩樂
身體充滿氧氣，
越來越健康。